QUELQUES IDÉES

SUR

L'ORIGINE ET LE TRAITEMENT

DE LA GOUTTE

DE LA

GRAVELLE, DE LA PIERRE

ET D'AUTRES MALADIES

DÉPENDANT

DE LA DIATHÈSE URIQUE

PAR LE

Docteur L.-Aug. MERCIER

Lauréat de la Faculté de Médecine
et des Hôpitaux de Paris, de l'Académie des Sciences et de l'Académie de Médecine
(1er Prix d'Argenteuil)
Professeur d'anatomie et de chirurgie spéciales,
ancien interne des Hôpitaux, ancien secrétaire et membre honoraire
de la Société Anatomique, Président de la Société Médicale du Panthéon, de la Société
Médico-Pratique, de la Société impériale de Médecine de Marseille
de la Société des Sciences naturelles de Dresde
du Cercle médico-chirurgical de Bruxelles, des Sociétés de Médecine
de Gand, d'Anvers, etc.

PARIS

ADRIEN DELAHAYE, LIBRAIRE-ÉDITEUR

Place de l'École de Médecine.

—

1866

Partie.

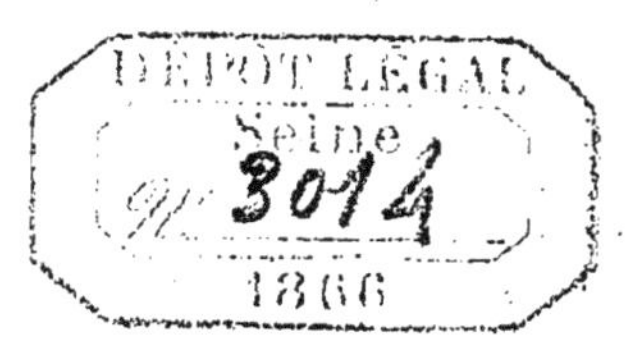

QUELQUES IDÉES

SUR

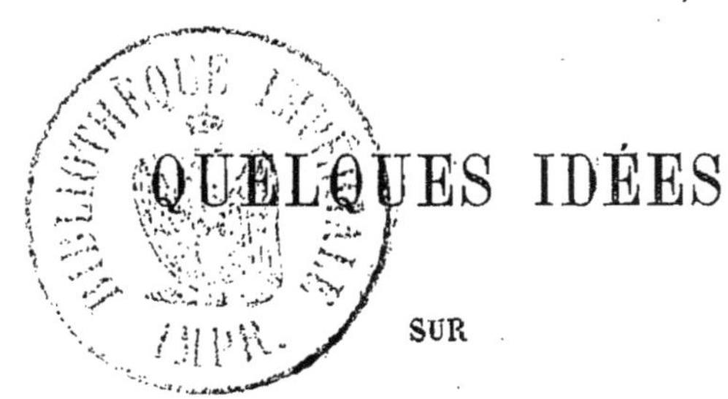

LA GOUTTE, LA GRAVELLE

ET

LA PIERRE.

PRINCIPAUX TRAVAUX DE L'AUTEUR

Qui se trouvent à la même Librairie

Recherches anatomiques, pathologiques et thérapeutiques sur les maladies des organes urinaires et génitaux, considérées spécialement chez les hommes âgés, ouvrage entièrement fondé sur de nouvelles observations (*mentionné honorablement par l'Académie des Sciences, en 1842*), 1 vol. in-8º, prix . . . . 6 fr. »

Recherches anatomiques, pathologiques et thérapeutiques, sur les valvules du col de la vessie, causes très-fréquentes et peu connues de rétention d'urine, et sur leurs rapports avec les rétrécissements de l'urètre, les maladies des organes génitaux, les pertes séminales, l'inertie et le catarrhe de la vessie, les inflammations et les calculs de l'appareil urinaire, etc. (*ouvrage auquel l'Académie des Sciences a décerné une récompense de quinze cents francs, en 1850*); 1 vol. in-8º, prix. . . . . 7 fr. »

Recherches sur le traitement des maladies des organes urinaires considérées spécialement chez les hommes âgés, sur celui des rétrécissements de l'urètre, de la gravelle, de la pierre, etc.; *ouvrage auquel l'Académie de Médecine a décerné une récompense de quatre mille francs en 1858* (PREMIER PRIX D'ARGENTEUIL), 1 vol. in-8º avec figures; prix . . . . 7 fr. 50

Mémoire sur le cathétérisme de l'urètre dans les cas difficiles; brochure in-8º, prix. . . . . 1 fr. 25

Mémoire sur les sondes élastiques et particulièrement sur les sondes coudées et bi-coudées; brochure in-8º. . . . . . . 1 fr. 50

Nouvelles observations sur le cathétérisme et le traitement des rétrécissements réputés infranchissables de l'urètre; brochure in-8º, prix. . . . . 1 fr. 50

Mémoire sur la paralysie et sur l'inertie de la vessie; brochure in-8º, prix . . . . 1 fr. 50

Étude sur divers points d'anatomie et de pathologie des organes génito-urinaires, faite à propos de quelques ouvrages anglais; brochure in-8º, prix . . . . 2 fr. »

Étude sur une cause particulière de récidive après la lithotritie et la taille; brochure in-8º, prix. . . . . 1 fr. »

Mémoire sur l'extraction des calculs et des fragments arrêtés dans l'urètre; brochure in-8º, prix . . . . 1 fr. 50

Mémoire sur la myocardite considérée comme cause de la rupture et de l'anévrysme partiel du cœur; brochure in-8º, prix. . . . . 1 fr. 50

Explication de la maladie de J.-Jacques Rousseau et de l'influence qu'elle a eue sur son caractère et sur ses écrits; brochure in-8º, prix   3 fr. »

Étude sur l'anatomie et la pathologie du rectum et de l'anus; brochure in-8º, prix . . . . 1 fr. 50

Paris.—Imp. FÉLIX MALTESTE ET Cie, rue des Deux-Portes-St-Sauveur, 22.

QUELQUES IDÉES

SUR

L'ORIGINE ET LE TRAITEMENT

DE LA GOUTTE

DE LA

GRAVELLE, DE LA PIERRE

ET D'AUTRES MALADIES

DÉPENDANT

DE LA DIATHÈSE URIQUE

PAR LE

Docteur L.-Aug. MERCIER

Lauréat de la Faculté de Médecine
et des Hôpitaux de Paris, de l'Académie des Sciences et de l'Académie de Médecine
(1er Prix d'Argenteuil)
Professeur d'anatomie et de chirurgie spéciales,
ancien interne des Hôpitaux, ancien secrétaire et membre honoraire
de la Société Anatomique, Président de la Société Médicale du Panthéon, de la Société
Médico-Pratique, de la Société impériale de Médecine de Marseille
de la Société des Sciences naturelles de Dresde
du Cercle médico-chirurgical de Bruxelles, des Sociétés de Médecine
de Gand, d'Anvers, etc.

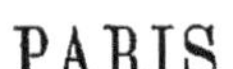

PARIS

ADRIEN DELAHAYE, LIBRAIRE-ÉDITEUR

Place de l'École de Médecine.

1865

INSTITUT IMPÉRIAL DE FRANCE

ACADÉMIE DES SCIENCES

EXTRAIT DU RAPPORT

SUR LES PRIX DE MÉDECINE ET DE CHIRURGIE

Pour les années 1849 et 1850

Commissaires : MM. ROUX, RAYER, LALLEMAND, SERRES, VELPEAU, MAGENDIE, DUMÉRIL, FLOURENS et ANDRAL, *rapporteur.*

« Des tumeurs ou de simples saillies dues à un développement anormal, soit du tissu musculo-membraneux de la vessie, soit de la prostate, se produisent souvent au col de la vessie. En raison des dimensions que peuvent prendre ces différentes sortes de tumeurs ou de saillies, l'évacuation spontanée des urines est plus ou moins entravée ; il en résulte des altérations de la vessie, des uretères et des reins, qui s'aggravent avec le temps, et contre lesquelles les efforts de l'art n'avaient encore trouvé que des palliatifs. Le docteur Auguste MERCIER, qui a bien décrit, sous le nom de *Valvules du col de la vessie*, quelques-unes des saillies dont-il vient d'être question, a mieux étudié qu'on ne l'avait fait avant lui leur structure, et, après bien des tentatives et des modifications dans ses procédés, il est arrivé à la construction d'instruments faciles à manœuvrer, à l'aide desquels on peut inciser ou même exciser ces valvules, de manière à amener une guérison plus sûre et plus prompte. M. le docteur Auguste Mercier nous paraît donc avoir rendu un service à la thérapeutique d'une des maladies les plus graves et les plus rebelles des organes urinaires ; nous vous proposons de lui accorder une récompense de *quinze cents francs.* »

(Adopté.)

(Compte rendu de la séance publique du 16 décembre 1850, p. 23.)

ACADÉMIE IMPÉRIALE DE MÉDECINE

EXTRAIT DU RAPPORT

DE LA COMMISSION DU PRIX D'ARGENTEUIL

Lu dans la séance du 24 août 1852

Commissaires : MM. Bouvier, Gerdy, Grisolle, Huguier, Larrey, Laugier, Ricord, Roux et Robert, *rapporteur.*

« M. Mercier a adressé à l'Académie un volumineux manuscrit ayant pour titre : *Recherches anatomiques, pathologiques et thérapeutiques, sur les Rétrécissements de l'urètre.*

» Ce travail échappe à l'analyse par la multiplicité des détails et des discussions qu'il contient ; cependant on y trouve diverses idées fondamentales que je vais tâcher de reproduire.

» L'auteur n'admet qu'une espèce de rétrécissements urétraux : les rétrécissements fibreux. Ces derniers résident presque toujours dans la portion spongieuse du canal, et surtout au niveau du bulbe, où abonde le tissu érectile. Rarement bornés à la membrane muqueuse, ils occupent très-souvent une portion de l'épaisseur du tissu spongieux. La coarctation est alors le résultat ultime d'une phlogose localisée de ce tissu, qui a oblitéré les cellules veineuses et déterminé la condensation, l'atrophie, et enfin la transformation fibreuse des parties affectées.

» Les rétrécissements sont très-rares dans la portion membraneuse de l'urètre ; mais, par compensation, cette région est fréquemment le siége d'obstacles au passage de l'urine et des sondes, obstacles que M. Mercier attribue à un ordre de lésions essentiellement différent de celles qui caractérisent les rétrécissements proprement dits. Au lieu d'affecter les éléments constitutifs du canal lui-même, ces lésions ont leur cause dans les agents contractiles placés autour et au voisinage de ce dernier. L'action de ces muscles ne diminue point en réalité la

capacité de l'urètre, mais elle entraine en sens opposé les différentes portions de ce canal ; elle les comprime et en change
les courbures normales. **M.** Mercier veut donc qu'à la dénomi-
nation de *rétrécissement* on substitue, dans ces cas, celle de
déviation.....

» Étudiant les causes qui mettent en jeu cette contractilité
musculaire, **M.** Mercier insiste sur les irritations et les inflammations dont la membrane muqueuse de l'urètre est fréquemment le siége. Ne sait-on pas, en effet, que, dans l'économie
vivante, l'irritation des orifices ou des canaux muqueux est
presque toujours suivie de la contraction involontaire et plus
ou moins violente des couches musculaires qui les environnent ?

» Ici comme ailleurs, la contraction musculaire peut être
momentanée ou permanente. Dans le premier cas, elle consti-
tue des déviations d'une durée limitée : ce sont les rétrécissements spasmodiques admis par tous les auteurs ; dans le
second elle amène des déviations permanentes, et entraîne par
sa durée des changements appréciables dans la structure des
muscles urétraux. L'auteur adopte à cet égard les idées de
M. J. Guérin sur la rétraction musculaire.

» La première conséquence pratique déduite par **M.** Mercier
de cette théorie, c'est que, pour franchir l'urètre quand il est
le siége de ce qu'on appelle un rétrécissement spasmodique, il
suffit d'augmenter la courbure de la sonde, ou même de la cou-
der à son extrémité vésicale.

» La deuxième, c'est que, dans certains cas de contraction
permanente des muscles de l'urètre, il peut devenir nécessaire,
pour rendre au canal sa direction normale, d'inciser une portion de sa paroi postérieure.

» Il est incontestable que ces vues nouvelles et originales de
M. Mercier jettent de la lumière sur certains cas difficiles à expliquer d'après les idées régnantes ; mais l'expérience n'a point
encore fait savoir si l'on peut les accepter comme théorie générale. Votre commission croit donc devoir suspendre à cet égard
tout jugement définitif.

» Le chapitre consacré au traitement des rétrécissements fibreux ne renferme pas d'innovations assez remarquables pour qu'il soit nécessaire d'y insister.

» L'une des parties les plus intéressantes du travail de M. Mercier est celle qui a pour objet l'étude d'une complication peu connue des rétrécissements de l'urètre : je veux parler de l'existence des valvules musculaires urétro-vésicales. Pour l'intelligence de ce qui va suivre, il est nécessaire d'analyser succinctement le résultat des recherches de l'auteur sur la structure et les fonctions du col de la vessie.

» L'occlusion du col ne s'effectue pas, comme on le croit généralement, à la manière d'une bourse, par le froncement de ses bords et le resserrement d'un sphincter circulaire musculeux ou fibreux ; mais il existe sur la demi-circonférence postérieure de cette ouverture des fibres musculaires qui la contournent en arrière et sur les côtés en forme d'anses à concavité antérieure, et viennent se jeter dans la paroi antérieure de la vessie. Lorsque ces fibres se contractent, le bord postérieur de l'orifice, étant attiré en haut et en avant, doit nécessairement se rapprocher du bord opposé, et même le croiser en passant au-dessus de lui, à la manière d'une soupape; ainsi s'opère l'occlusion de la vessie. Il est facile d'étudier la disposition de ces anses musculaires sur des vessies hypertrophiées, ainsi que votre commission s'en est assurée plusieurs fois. Ce fait anatomique étant établi, M. Mercier, par une induction qui nous paraît parfaitement logique, démontre que, sous l'influence des irritations si fréquentes du col vésical, cette couche musculaire peut devenir le siége de contractions exagérées, comme on le voit dans les autres orifices muqueux pourvus de sphincter. Or, comme nous l'avons dit à propos des rétrécissements de la portion membraneuse de l'urètre, ces contractions peuvent être passagères ou durables ; et déterminer une rétention d'urine momentanée ou permanente, bien que l'urètre soit peu rétréci ou parfaitement libre. Ainsi l'on voit des malades qui, guéris d'un ou de plusieurs rétrécissements, n'urinent pas mieux après le traitement qu'ils ne le faisaient auparavant. Il y a plus : M. Mercier a rapporté l'observation d'un individu qui, affecté de rétrécissement urétral avec simple dysurie, a été frappé de rétention d'urine complète alors que son rétrécissement venait d'être traité avec succès.

» Non-seulement M. Mercier a signalé la possibilité de ces rétentions d'urine et leur cause, mais il a encore indiqué le moyen de reconnaître celle-ci par le cathétérisme avec la sonde coudée qu'il a imaginée à cet effet. Cet instrument, étant conduit jusqu'au col vésical, vient nécessairement heurter par son talon contre la face urétrale de l'obstacle, et, lorsqu'ensuite il a pénétré dans la vessie, on peut lui faire exécuter un mouvement de rotation autour du col, et s'assurer ainsi qu'il n'existe pas de tumeur faisant saillie à la face interne de ce viscère. La réunion de ces deux signes indique la présence d'un obstacle valvulaire. Toutefois il reste encore à déterminer si cet obstacle dépend des muscles du col vésical ou d'une altération de la prostate. L'auteur a traité, sans doute avec beaucoup de soin, cette partie du diagnostic ; cependant, malgré ses efforts, nous pensons que l'erreur est encore possible, circonstance peu regrettable d'ailleurs, puisque le même traitement convient à ces deux maladies.

» Après avoir établi l'anatomie pathologique et le diagnostic des valvules musculaires urétro-vésicales, M. Mercier en fait connaître le traitement, lequel consiste à détruire l'obstacle au cours de l'urine en incisant ces valvules. L'instrument dont il se sert à cet effet a la forme de son cathéter explorateur coudé. Dans l'épaisseur de la tige, tout près de l'angle de la courbure, et dans le sens de la concavité, se trouve une lame mobile pouvant faire saillie à volonté. L'instrument étant introduit dans la vessie, et le bec dirigé en bas, derrière la valvule musculaire, l'opérateur fait saillir la lame et la fait mouvoir d'arrière en avant, et réciproquement, de manière à inciser complétement la bride dans toute sa hauteur. L'opération est prompte, peu douloureuse, et ne donne lieu qu'à l'écoulement d'une petite quantité de sang. Les accidents inflammatoires sont en général très-modérés. Le traitement se termine par l'introduction quotidienne de bougies destinées à presser contre l'angle postérieur de la plaie et à empêcher la réunion de ses bords. Le bénéfice de l'opération est presque immédiat : il est rare qu'une incision ne suffise pas à rétablir le cours des urines. Enfin votre commission a pu s'assurer de la solidité des guérisons en examinant des malades opérés depuis plusieurs années...

» M. Mercier avait décrit en 1839 un premier instrument destiné à pratiquer l'excision des valvules dont nous parlons ; mais il le modifia en 1841 et se borna à la simple incision du col de la vessie. Depuis cette époque il a perfectionné ses instruments, et celui qu'il emploie aujourd'hui ne laisse rien à désirer sous le rapport de la simplicité dans le mécanisme et de la sûreté dans l'exécution. (*Rapport*, p. 5 et suiv.)

» L'exposé que nous avons fait des recherches de M. Mercier prouve que, en ce qui regarde les rétrécissements de l'urètre, cet auteur a émis, sur l'étiologie et la nature de ces lésions, des idées d'une haute portée, mais qu'il n'a presque rien ajouté aux ressources connues de la thérapeutique (1). Ses études sur les

---

(1) Comme le prix d'Argenteuil était fondé, non pas uniquement, mais spécialement pour les perfectionnements apportés au traitement des rétrécissements de l'urètre, on m'a fait cette objection dès le début du concours. Voici comment j'y répondais, en 1846, dans un *Résumé analytique* de mes idées fait pour faciliter le travail de mes juges en ce qui me concernait :

« Je crois avoir contribué au perfectionnement de la pathologie et de la thérapeutique de ces rétrécissements :

» 1° En faisant voir que les rétrécissements fibreux méritent seuls ce nom, et en assignant aux autres espèces des auteurs leur véritable place nosologique ; en expliquant comment les premiers se forment ; en prouvant que leurs effets sur le cours de l'urine et du sperme sont loin d'être ce qu'on croyait et en démontrant que beaucoup de phénomènes dont ils s'accompagnent étaient inexplicables avant la découverte des *valvules musculaires*, qui les compliquent très-souvent ;

» 2° En faisant comprendre pourquoi, dans des cas où le cathétérisme présente de grandes difficultés, il vaut mieux, plutôt que d'insister sur des manœuvres pénibles et dangereuses, recourir à certains moyens qui présentent de grandes chances de succès, et qui, sans la connaissance des valvules du col de la vessie et de leurs causes, paraîtraient tout à fait irrationnels ;

» 3° En indiquant une méthode simple, qui m'a permis, à moi et à d'autres, de franchir extemporanément des rétrécissements qui avaient résisté à

valvules musculaires du col de la vessie sont beaucoup plus complètes et présentent un grand intérêt. Toutefois il s'agit d'une lésion qui peut, il est vrai, simuler ou compliquer les rétrécissements de l'urètre, mais qui, au point de vue nosologique, en est essentiellement distincte. C'est pourquoi, tout en rendant justice à ces remarquables travaux, nous ne pouvons les admettre comme répondant au programme formulé par le fondateur de ce concours. (*Ibid.*, p. 43.)

des mains on ne peut plus habiles. Remarquons que l'introduction de la première bougie est souvent le temps le plus difficile du traitement, et que la plupart des moyens présentés au concours supposent ce premier temps accompli ;

» 4° En faisant connaître le véritable effet de l'action des muscles ambiants sur la portion membraneuse et sur le col vésical, et en faisant sentir, par cela même, la nécessité de donner aux bougies et aux sondes une certaine courbure et une certaine direction pour arriver dans la vessie ;

» 5° En démontrant, et par le raisonnement et par l'expérience, qu'aucun traitement ne garantit une guérison radicale ; que la dilatation doit être la méthode générale ; que dans quelques cas la scarification devient nécessaire, et que la cautérisation ne convient que pratiquée superficiellement, lorsqu'il s'agit de modifier la sensibilité dont le rétrécissement et les parties voisines sont assez souvent le siége ;

» 6° En cherchant à apprécier à leur juste valeur les divers procédés de dilatation ; en démontrant par des faits nombreux les graves inconvénients des sondes à demeure et de la dilatation forcée, et en faisant voir qu'en agissant d'une manière bien simple, on peut arriver, la plupart du temps, à la guérison en six, huit ou dix jours, sans douleur, sans fièvre, sans hémorrhagie, sans même interrompre les occupations du malade, inconvénients presque inséparables de méthodes plus violentes, dont quelques-unes ont même amené, en peu d'heures, la mort d'hommes bien portants du reste ;

» 7° En imaginant un instrument qui, dans le cas où la scarification devient nécessaire, agit à coup sûr sur le point rétréci, fibreux, *et sur lui seulement*, de manière qu'il n'expose pas aux hémorrhagies et autres accidents qu'on a vus résulter de l'ouverture des cellules vasculaires qui constituent le tissu spongieux de l'urètre.

» 8° Enfin j'ai péremptoirement démontré, *et j'insiste particulièrement sur ce point*, que tout traitement du rétrécissement deviendrait inutile si, *une valvule permanente existant au col de la vessie*, on ne traitait pas cette complication comme je l'ai indiqué. »

Depuis que ce rapport a été fait, deux discussions extrêmement longues ont

» M. Mercier s'est occupé des maladies de la prostate, et notamment des saillies valvulaires qu'amène au col vésical l'hypertrophie de cet organe... Il a présenté un instrument fort ingénieux pour en pratiquer l'excision. Les faits nombreux dont votre commission a été témoin sanctionnent l'importance et l'utilité de ce procédé opératoire. (*Ibid.*, p. 44.)

» M. Mercier a présenté un brise-pierre à mors plats et une sonde à double courant destinée à évacuer les fragments de calcul. Ces instruments paraissent appelés à rendre des services réels à la lithotritie. (*Ibid.*, p. 45.) »

eu lieu à la Société de chirurgie sur le traitement des rétrécissements de l'urètre, l'une tout récemment, l'autre il y a dix ans. Or il résulte, sans conteste, de ces discussions que les idées qui ont été couronnées à la suite de ce rapport sont complétement abandonnées comme extrêmement dangereuses, et que mes doctrines, théoriques et pratiques, sont aujourd'hui généralement adoptées. Il est vrai qu'elles ont été présentées comme *opinions nouvelles*, comme *progrès récents*, etc., et que le nom de leur auteur n'a pas été prononcé une seule fois ; mais, dans un travail que je publierai bientôt, je démontrerai par des textes ce que valent ces prétentions. On peut même voir dès aujourd'hui, par ma cinquième proposition, combien M. V. a été malheureusement inspiré en disant que « les spécialistes prétendent faire un canal plus beau que nature. »

Ainsi donc, quelle justice ! Dans la préface de mes *Recherches sur les rétrécissements de l'urètre*, publiées en 1845, et maintenant épuisées, je qualifiais de *chimère* la cure radicale de cette maladie, et on en a conclu que je n'avais perfectionné en rien son traitement. Un compétiteur encyclopédiste affirmait au contraire avoir trouvé cette pierre philosophale dans de profondes incisions ; nos juges, tous encyclopédistes, lui décernèrent le prix, et c'est parmi les chirurgiens encyclopédistes qu'il trouva son plus fervent imitateur.

Aujourd'hui, qu'arrive-t-il ? Les faits ont démontré que j'avais raison, et les encyclopédistes incriminent en masse les spécialistes.

ACADÉMIE IMPÉRIALE DE MÉDECINE

EXTRAIT DU RAPPORT
DE LA COMMISSION DU PRIX D'ARGENTEUIL

Pour la période de 1850 à 1856

Commissaires : MM. GIMELLE, MALGAIGNE, ROBERT, ROCHE, SÉGALAS
et LAUGIER, *rapporteur*.

M. Mercier, recommandable par des connaissances plus générales que la plupart de ses compétiteurs, signalé par la dernière commission du prix d'Argenteuil pour ses travaux sur les valvules musculaires et prostatiques du col de la vessie et leur traitement par l'incision et l'excision, se présente aujourd'hui dans l'arène avec les mêmes travaux, mais après avoir perfectionné ses instruments, et notamment celui qui lui sert à faire l'excision des valvules prostatiques. Éloigné du prix, non pas par l'infériorité, mais plutôt par la direction de ses découvertes, qui n'ont pas, à proprement parler, pour objet les rétrécissements de l'urètre (1), il aurait plus de chances de succès, d'après la lettre même du testament, si l'Académie ne jugeait pas devoir donner le prix à un perfectionnement apporté dans le traitement des rétrécissements proprement dits.

Voici, dans l'ordre où il les indique lui-même, les faits nouveaux que renferme son ouvrage publié en 1856 :

1º En faisant l'incision avec l'un de ses inciseurs, on est exposé à blesser le vérumontanum ; il croit que cet accident lui est arrivé dans deux ou trois cas où l'éjaculation cessa de se faire après l'opération. Il voudrait donner à sa lame une gaîne protectrice qui mettrait à l'abri le vérumontanum ; mais, comme

---

(1) Voir la note de la page 10. — Je dois dire que mes travaux sur les rétrécissements de l'urètre étaient antérieurs à la période actuelle.

il propose de soumettre cette idée à l'expérience, il n'y a pas à s'en occuper ici (1).

2º Après diverses considérations sur des valvules prostatiques tellement saillantes et abruptes qu'elles exigent un instrument particulier (2), ou sur d'autres qui s'accompagnent plutôt de douleurs névralgiques que de rétention d'urine, ce qui n'empêche pas, dit-il, l'opération d'être extrêmement utile, ou enfin sur les causes des insuccès de l'opération et les hémorrhagies qui peuvent la suivre, M. Mercier appelle votre attention sur un instrument à l'aide duquel il fait aujourd'hui l'incision par une sorte d'écrasement. Il se fonde sur ce principe bien connu que les plaies mâchées s'accompagnent d'un faible écoulement de sang, principe dont il trouvait la vérification dans les effets de l'excision, qui est moins suivie d'hémorrhagie que l'incision (3).

3º Ce n'est, dit-il, qu'en 1849 qu'il a développé ses idées sur l'inertie de la vessie, qu'il croit plutôt symptomatique d'un obstacle au col de la vessie produit par l'hypertrophie de la prostate. Mais cette idée a cours dans la science depuis trop longtemps pour constituer un mérite personnel au chirurgien qui de nos jours l'adopterait (4).

---

(1) Cette gaîne existait dans mon inciseur de 1841, mais je n'avais pas jugé nécessaire de l'adapter à mon instrument de 1847. Ce n'est qu'après l'observation des faits dont il est ici question que je résolus de revenir à cette gaîne, et c'est un perfectionnement qui était réalisé bien avant ce rapport. J'ajouterai que l'un des opérés chez lesquels l'éjaculation avait cessé de se faire, a vu cette fonction se rétablir au bout de dix-huit mois ou deux ans.

(2) Voir mes *Recherches* de 1856, p. 223.

(3) J'ai fait cette remarque bien avant qu'il fût question de l'écrasement linéaire : on la trouve consignée à la page 706 de la *Gazette médicale* de 1850. Aujourd'hui je suis allé plus loin, et, pour peu que j'aie affaire à un sujet débile, je divise ou j'excise par une simple compression des tissus et par la mortification qui en résulte. C'est la nature qui opère ensuite graduellement la séparation des parties mortifiées, et l'on évite par conséquent toute perte de sang.

(4) Quand on a émis un principe évident, incontestable, il paraît parfois tellement clair qu'on s'imagine n'avoir jamais pu penser autrement. C'est ce qui arrive ici à M. le rapporteur. Il suffit, pour s'en convaincre, de compa-

4º Il est plus heureux en parlant d'un procédé de cathétérisme dans le cas de fausse route au col vésical, qu'il désigne
sous le nom de *sondes invaginées*. Il consiste à se servir d'une
sonde d'étain de Mayor, dont l'œil est, comme on sait, sur la
face concave, à 12 ou 15 millimètres de son extrémité, qui est
pleine et sans cul-de-sac. Avec un canif il façonne le bord ter-
minal de l'œil de la sonde de manière que le canal de cette
sonde vienne aboutir au bec par un plan incliné aussi doux que
possible. La sonde d'étain, d'abord engagée dans la fausse
route, en est retirée de quelques millimètres, et une petite sonde
de gomme élastique très-flexible, introduite dans sa cavité,
glisse sur le plan incliné préparé jusque dans la vessie, sans
rencontrer la fausse route que peut couvrir la convexité du bec
de la sonde d'étain.

5º L'incision et même l'excision des valvules prostatiques ne

rer ce que j'ai écrit sur ce sujet à partir de 1836 et *développé* soit dans la
Gazette médicale de 1854, soit surtout dans mes *Recherches* de 1856, avec ce
qu'on trouve dans les ouvrages de Chopart, Desault, Boyer, Civiale, etc. Avant
moi on décrivait des rétentions d'urine produites par un obstacle au col vésical et d'autres par un défaut de contractilité de la vessie elle-même, défaut
indépendant du système nerveux et qu'on désignait sous le nom de *paralysie
essentielle* ou *sénile* de la vessie; mais s'il s'agit de cette opinion que toujours,
même dans ces derniers cas, la dysurie débute par un obstacle au col de la
vessie, et que l'inertie des parois est consécutive à la présence de cet obstacle
et à l'évacuation incomplète de l'urine; que, sans cet obstacle, souvent mé-
connu, comme les valvules, l'inertie essentielle de la vessie serait extrème-
ment rare, et que, sans cette inertie, la rétention d'urine serait bien moins
souvent complète; que par cela même que la dysurie dépend ainsi de deux
causes, il suffit quelquefois de s'attaquer à celle qui est secondaire, soit par
les injections froides, soit par l'électricité, soit par tout autre excitant, pour
voir la miction se rétablir; mais que, la cause première persistant, on est
exposé à voir se reproduire les mêmes effets; s'il s'agit, dis-je, de cette opinion, j'affirme qu'elle est plus nouvelle que M. le rapporteur ne paraît le croire.
Une preuve, c'est que dernièrement un chirurgien recommandable de Lyon,
qui a publié un travail sur la matière, attribuait cette opinion à un homme
qui, je n'en doute pas, a pu la concevoir sans mon secours, mais qui certainement ne l'a pas mise au jour avant moi. (Voyez *Gazette médicale de
Lyon*, 1859, nº 21.)

pourraient aujourd'hui être considérées comme deux méthodes nouvelles appartenant au travail de la Commission dont je suis le rapporteur, si M. Mercier n'avait apporté à son exciseur une modification qui lui donne une beaucoup plus grande sûreté et qui s'oppose à ce que la tumeur ou la valvule prostatique saisie s'échappe des mors de l'exciseur comme un noyau qui glisse entre les doigts. De cet inconvénient il résultait que l'excision ne portait que sur la muqueuse et la couche musculaire, dont le lambeau était seul rapporté par l'instrument. Aujourd'hui M. Mercier loge dans la crête de la pièce mâle de l'exciseur une aiguille-hameçon qu'il peut faire glisser dans la branche mâle et faire pénétrer à travers la base de la valvule prostatique une fois saisie par les mors, ce qui l'empêche de s'échapper et assure l'excision. La première observation de l'exciseur à aiguille est du 18 mai 1851. Le succès de l'instrument et de l'opération fut complet. L'opération se fit avec le plus grand succès dans la maison de santé des Frères Saint-Jean de Dieu. Le lambeau ramené accroché à l'hameçon de l'aiguille était épais de près de 2 centimètres, et la membrane muqueuse qui recouvrait une grande partie de sa périphérie indiquait que l'obstacle avait été excisé dans toute son épaisseur. Le malade a parfaitement guéri ; il a été présenté à M. Robert le 3 juin 1851 ; il vidait très-bien sa vessie sans sonde.

Le 3 juin 1852, une opération semblable fut pratiquée avec l'exciseur à aiguille sur un malade de 61 ans, devant M. Robert, mon collègue, et M. Destrem ; le lambeau était large et épais. Le succès fut aussi très-remarquable ; car le malade, qui a vécu jusqu'en 1855, ne se sondait pas et vidait sa vessie (1).

J'ai vu moi-même M. Mercier opérer par excision un malade affecté de rétention d'urine complète par tumeur de la prostate. Aujourd'hui le malade urine seul, mais ne vide pas complétement sa vessie.

Enfin aujourd'hui même j'ai vu un malade guéri par M. Mer-

(1) Les détails de ces deux faits se trouvent dans mes *Recherches* de 1856, p. 265 et 268.

cier après trois opérations. Comme je n'ai pas été à même de contrôler la réalité de ce succès, je n'y insiste pas (1).

Mais le succès de la méthode a été constaté deux fois par M. Robert, et dès lors l'utilité de l'instrument modifié devient très-évidente.

M. Robert, dans son rapport de 1852, avait rappelé à l'Académie qu'en 1841, M. Leroy (d'Etiolles) avait fait connaître un inciseur analogue à celui de M. Mercier (2). M. Leroy lui avait donné le nom de *scarificateur* de la prostate hypertrophiée, mais il faut reconnaître qu'il y a loin entre la scarification de la prostate et l'incision profonde et complète des valvules musculaires et prostatiques ; il y a plus loin encore de cette scarification à l'excision de lambeaux épais de la prostate par un procédé régulier et à l'aide d'un instrument facile à manier par tous les chirurgiens. Il nous paraît donc impossible de ne pas considérer cette opération comme un progrès réel et important d'une des maladies des voies urinaires les plus analogues par leurs effets aux rétrécissements de l'urètre, et nous pensons que M. Mercier a droit à une récompense proportionnée à l'importance de sa découverte (3).

(*Mémoires de l'Académie de Médecine*, t. XXIII, p. LXXXV.)

---

(1) Il s'agit ici du frère d'un des médecins les plus honorables de Lille, M. le docteur Doyen, qui me l'avait adressé. Ce malade, ainsi que celui opéré devant MM. Robert et Destrem, n'avait pas uriné une seule goutte sans sonde depuis sept ans, malgré une foule de traitements dirigés par des praticiens des plus connus.

(2) Dans mes *Recherches* de 1856, p. 37, j'ai démontré que si cet instrument avait quelque ressemblance de forme, son mécanisme et sa destination étaient tout différents.

(3) Après la lecture de ce rapport, l'Académie m'a décerné le premier prix de 4,000 fr.

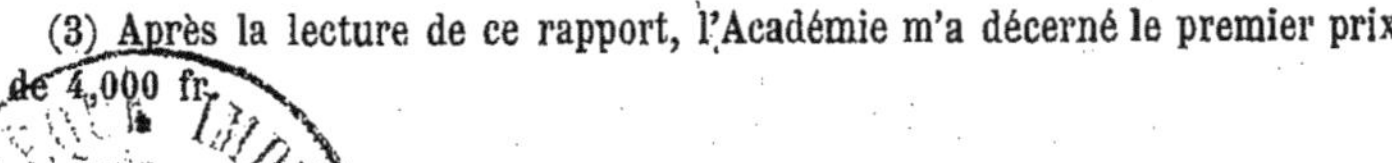

QUELQUES IDÉES

LA GOUTTE, LA GRAVELLE & LA PIERRE

AVANT-PROPOS

« Il est de mode aujourd'hui d'accuser la pratique des spécialités d'amoindrir l'esprit en le tenant constamment renfermé dans un cercle étroit où, faute d'espace et d'exercice, il doit nécessairement finir par s'énerver et languir. Mais, en vérité, ce reproche est-il bien sincère ? ou, s'il est sincère, y a-t-on bien réfléchi avant de l'émettre ? Est-ce qu'il est dans le corps humain des organes entièrement indépendants du reste ? est-ce qu'il en est qui puissent se soustraire aux grandes causes de détérioration générale ? en est-il même beaucoup dont les altérations ne puissent réagir sur l'ensemble de l'organisme et y produire des perturbations fâcheuses ? »

C'est ainsi que je commençais un mémoire, où je m'efforçais de démontrer que le médecin et surtout le chirurgien doivent souvent descendre aux plus minimes détails (*Mémoire sur les sondes élastiques;* dans la *Gazette médicale*, 1863), ce que ne peuvent guère faire nos détracteurs soi-disant encyclopédistes, par cette simple raison donnée par le fabuliste et par le bon sens : *Qui trop embrasse, mal étreint.*

L'esprit humain n'est doué que de forces bien restreintes, et chaque science a acquis, grâce surtout aux recherches modernes, des proportions telles qu'un seul homme est impuissant à les embrasser dans tous leurs détails. Force a donc été de les scinder et de faire de leurs divisions autant de sciences particulières sans que le progrès en ait souffert ; bien au contraire.

Pourquoi donc la science des maladies, la plus vaste de toutes et la plus hérissée de problèmes obscurs et compliqués, devrait-elle fatalement ne former à jamais qu'un tout indivisible ? Ne serait-ce pas la condamner à une infériorité perpétuelle ?

Il y a longtemps déjà que la force des choses a partagé les hommes qui s'occupent de l'art de guérir en deux classes : les médecins proprement dits et les chirurgiens ; parce que, en effet, chacune de ces classes exige certaines aptitudes, certaines études spéciales et, j'ajouterai même, une pratique journalière, sans laquelle nos sens ne tarderaient pas à perdre la finesse et la prestesse qu'ils ont tant de peine à acquérir. Pourquoi, s'il en est ainsi, ne s'établirait-il pas des divisions secondaires, surtout quand il s'agit de maladies telles que celles des voies urinaires qui tiennent, soit par leurs causes, soit par leurs effets, au moins autant à la médecine qu'à la chirurgie ?

On répond : tout se lie en médecine comme tout est lié dans notre organisme. D'accord, et c'est ce que je répétais en commençant ; mais, ainsi que je l'ai fait remarquer aussi, « il faut distinguer avec soin deux choses : la science et l'art... ; la première est tout entière du domaine de l'intelligence et se transmet, par conséquent, avec assez de facilité par l'enseignement ; le second, en grande partie inhérent à nos sens, est presque entièrement individuel, et il faut un concours particulier de circonstances pour l'acquérir. Tous les médecins dignes de ce nom doivent donc posséder l'ensemble de la science, mais tous ne peuvent pas acquérir l'art, c'est-à-dire être bons opérateurs.

» Une fois cette distinction admise, on conviendra que, toutes choses égales d'ailleurs, les opérateurs devront présenter eux-mêmes des degrés d'habileté divers pour telle ou telle opération, selon qu'ils s'y seront plus appliqués, qu'ils auront eu plus d'occasions de la faire. » (*Sur le cathétérisme de l'urètre dans les cas difficiles ;* dans la *Gazette des hôpitaux ;* 1858.)

Ajoutons que, pour insinuer adroitement une sonde à travers un canal parsemé d'obstacles, que, pour pratiquer avec sûreté une taille ou une lithotritie, il n'est pas absolument indispensable de savoir bien ausculter, bien faire une opération de cataracte, bien lier une artère et non moins bien faire la version d'un fœtus mal placé. Et qu'on ne dise pas : *Qui peut le plus peut le moins,* comme l'a fait, précisément à propos des spécialités, un chirurgien que j'estime trop pour n'avoir pas été surpris en le lisant ; à ce titre, quiconque fait bien les premières opérations que je viens de nommer devrait être aussi apte que qui que ce soit à faire toutes les autres, et c'est ce qui n'est pas.

Laissons, laissons à l'esprit humain la liberté de suivre la voie qu'il s'est choisie; et lorsque, dans cette voie, si modeste qu'elle soit, un homme a eu le bonheur de faire quelque trouvaille utile à l'humanité, loin de le dénigrer, loin de ravaler sa découverte ou de chercher à l'étouffer par le silence, applaudissons : nous montrerons en cela plus de goût, nous ferons preuve de plus de justice.

Et d'ailleurs, le spécialiste qui se donne la peine d'observer, de réfléchir, est-il tellement emprisonné dans le champ qu'il cultive journellement, qu'il ne puisse se trouver, à son insu, pour ainsi dire, et presque irrésistiblement, emporté par le sujet qu'il affectionne dans les régions les plus élevées de la science ? C'est précisément ce qui m'arrive aujourd'hui. Il ne m'appartient pas de dire si c'est avec succès que je me laisse aller à cet entraînement ; mais, ce que je puis affirmer, c'est que je vois tous les jours mes idées, soumises à la pratique, me donner des résultats heureux.

En rédigeant le volume de mes *Recherches*, publié en 1856, je m'aperçus, lorsque je voulus traiter de la formation de la gravelle et de la pierre, que les opinions les plus contradictoires avaient été émises à ce sujet, et je résolus de m'en occuper d'une manière plus sérieuse que je ne l'avais fait jusqu'alors.

Depuis longtemps déjà je partageais l'opinion de ceux qui regardent cette maladie comme sœur de la goutte et comme étant, ainsi qu'elle, l'effet d'un état général particulier ; depuis longtemps même j'inclinais à croire qu'elle n'est pas le seul résultat fâcheux de cet état général sur l'appareil urinaire, et que, sans même qu'il y ait production de corps étrangers, une urine trop chargée d'acide urique peut y occasionner des désordres sérieux. (*Recherches sur les valvules du col de la vessie,* p. 87; 1844.) Ma première idée fut donc de remonter à la cause, puisque c'est d'elle que doit découler la thérapeutique et, plus encore, la prophylaxie; ma seconde fut de rechercher les diverses manifestations de cette cause, puisque c'est le moyen de la reconnaître plus vite et plus sûrement.

En conséquence, mon travail se trouva naturellement divisé en deux parties.

Dans la première, je tâche de remonter à la source d'un excès d'acide urique dans l'économie ou, pour parler d'une manière plus brève, de la diathèse urique; dans la seconde, je passe rapidement ses effets en revue.

Ces deux parties, après avoir été exposées sommairement en 1860, devant la Société médico-pratique, dans un rapport que je fus chargé de lui faire sur un livre de M. Roubaud relatif aux eaux de Pougues, furent lues en 1863 devant le congrès médico-chirurgical de Rouen, et insérées en extraits dans le recueil de ses travaux.

Quoique les conséquences thérapeutiques se déduisent assez facilement des idées renfermées dans ces deux premières parties, je ferai connaître dans une troisième les détails et les résultats de ma pratique.

PREMIÈRE PARTIE.

ORIGINE ET CAUSES DE LA DIATHÈSE URIQUE

De toutes les théories qui ont été émises sur l'origine d'un excès d'acide urique dans notre économie, je signalerai seulement les principales.

Sydenham, dont le travail sur la goutte fait à juste titre autorité, puisque, outre qu'il était un illustre médecin, il a été lui-même pendant une grande partie de sa vie tourmenté par la goutte et la pierre ; Sydenham, dis-je, accuse une faiblesse des organes digestifs : « C'est, dit-il dans le langage du temps, un défaut de coction dans toutes les humeurs par la faiblesse des solides.... un épuisement ou affaiblissement des esprits animaux... une indigestion des humeurs par un défaut de chaleur ou des esprits. » Partant de là, il propose les « digestifs, » c'est-à-dire « les remèdes capables de rétablir les digestions en fortifiant l'estomac, afin qu'il fasse dûment la coction des aliments. » (*Médecine pratique*, traduite par Jault, 1774.) Cette opinion est encore partagée par beaucoup de médecins.

Pierre Desault, de Bordeaux, fait jouer le principal rôle au défaut de perspiration cutanée. Il se base sur ce que, d'une part, les causes débilitantes, assez généralement reconnues comme causes de goutte, diminuent les fonctions de la peau, et sur ce que, d'autre part, c'est surtout pendant le cours de l'hiver que cette affection se manifeste. (*Dissertation sur la goutte;* 1738.)

Philip Wilson attribue la diathèse urique à l'usage des acides ou même d'une nourriture trop exclusivement végétale, ou encore aux acides qui se produisent dans certaines dyspepsies. (*On gravel,* 1792; et *Medical trans.*, t. VI, 1820.)

Magendie prétend au contraire qu'une nourriture trop animale et trop excitante a une influence non douteuse sur la formation de l'acide urique, substance très-azotée qui, selon lui, serait dans l'urine en proportion des aliments azotés ingérés dans l'estomac, et il affirme même avoir vu l'acide urique disparaître de l'urine d'animaux carnivores nourris pendant trois semaines ou un mois avec des substances non azotées. (*Recherches sur les causes, les symptômes et le traitement de la gravelle,* 1818.) Il rapporte l'observation très-remarquable d'un négociant allemand qui, passant trois fois de la fortune à la gêne et réciproquement, vit trois fois la goutte et la gravelle se produire sous l'influence d'une nourriture abondante et succulente, et disparaître sous le régime des privations. (*Dictionnaire de médecine et chirurgie pratiques,* t. IX, p. 246.) Cette opinion règne aujourd'hui d'une manière presque exclusive dans nos écoles.

Liebig fait provenir l'acide urique uniquement de la décomposition de nos propres organes. Il pense que, dans les tissus épuisés contenant de la protéine (par exemple, les tissus albumineux), la force vitale n'est plus capable de résister plus longtemps à l'action chimique de l'oxygène qui leur est envoyé par le sang artériel, que cet oxygène se combine avec leurs éléments et forme divers produits, parmi lesquels l'acide urique est le plus important ; mais que si alors une quantité plus considérable d'oxygène et d'eau est envoyée par le sang artériel, la plus grande partie de l'acide urique sera convertie en urée et en acide carbonique ; de telle sorte que les éléments azotés des tissus usés atteindront les émonctoires naturels sous une forme soluble, condition nécessaire pour être excrétés facilement. Ainsi, d'après cette hypothèse, la diathèse urique proviendrait uniquement de ce que l'oxygène n'arriverait pas en assez grande abondance dans nos tissus pendant leur décomposition, pour convertir l'acide urique, qui est très-peu soluble, en urée dont la solubilité lui permettrait de sortir de l'économie avec facilité. L'auteur fait observer, à l'appui, que le boa constricteur, qui est un animal à sang froid et respirant avec lenteur, rend une urine demi-solide qui est presque entièrement formée de bi–urate d'ammoniaque, tandis que l'urine du lion renferme à peine quelques traces d'acide urique. (G. Bird : *Urinary deposits,* trad. franç., p. 109.)

M. Turck, de son côté, suppose que la goutte est produite par un trouble survenu dans l'état électrique des organes ; que le défaut d'équilibre entre les deux électricités positive et négative amène une diminution de la totalité ou d'une partie des sécrétions acides (urine, transpiration, fluide gastro-intestinal, lait), en même temps une augmentation de la totalité ou d'une partie des sécrétions alcalines (salive, bile, suc pancréatique, sperme, etc.), et conséquemment une diminution de l'alcalinité du sang (*Traité de la goutte;* 1837).

Toutes ces théories me semblent contenir du vrai et du faux, et ce que je dis ce n'est pas par esprit d'éclectisme, mais parce que j'y ai été conduit par l'observation attentive des malades.

Ainsi, d'après Sydenham, la goutte et la gravelle seraient dues à un affaiblissement des fonctions digestives ; mais j'ai déjà fait voir dans mon *Mémoire sur les causes de l'uréthrite chronique* (Union Médicale, 1858), que l'acide urique ou des urates apparaissent en très-grande abondance dans l'urine des personnes affectées de dyspepsies acides, de pyrosis, de certaines irritations très-vives de l'estomac que les excitants ne pourraient qu'aggraver. Nous avons vu que Philip Wilson avait reconnu déjà l'influence des acidités intestinales, et Sydenham a dû lui-même observer des symptômes d'irritation ; car après avoir, conformément à sa théorie, conseillé les excitants des voies digestives, il se hâte d'ajouter une remarque qui prouve en quoi elle pèche : » Ces remèdes, dit-il, ne doivent être employés que modérément, parce que, étant âcres et piquants, quoique d'ailleurs bons à l'estomac et favorables à la digestion, ils entretiennent le foyer de la maladie et augmentent la chaleur (*Loc. cit.*, p. 460.) »

S'il est vrai, en effet, que le désordre des voies digestives soit souvent l'effet de causes débilitantes, telles
que la vieillesse, l'inaction habituelle, la contention
trop grande ou trop prolongée de l'esprit, l'usage ex-
cessif, prématuré ou inopportun des plaisirs vénériens,
les boissons trop fades, surtout chez les personnes
accoutumées à d'autres plus excitantes, etc., il ne l'est
pas moins, que, plus souvent peut-être encore, il est
amené par des irritations trop vives et trop répétées.
Sydenham n'a-t-il pas reconnu lui-même que la gourmandise, la trop grande quantité de nourriture et surtout les excès de vin sont des causes fréquentes de la
diathèse en question? n'a-t-il pas écrit que la théria-
que, qui contient beaucoup d'opium, « est le meilleur
moyen » de rétablir les digestions? Après avoir constaté l'efficacité de remèdes si divers, il aurait dû comprendre que sa théorie d'affaiblissement, de défaut de
chaleur de l'estomac ne rendait pas compte de tout.

Les remarques de P. Desault sont parfaitement justes
et sembleraient confirmées par les recherches chimi-
ques modernes. L'acide urique, l'urate d'ammoniaque,
qui sont si abondants dans la diathèse dont nous
nous occupons qu'ils en forment, pour ainsi dire, le
caractère distinctif, sont des substances très-azotées.

Eh bien, on a constaté que nous exhalons constamment par la peau une grande quantité d'azote. (Lhéri-
tier, *Chim. path.*, p. 602.) Bischoff a prétendu qu'un
tiers de l'azote que nous perdons est éliminé par la
peau et les poumons sous forme de carbonate d'ammoniaque. (Bird : *loc. cit.*, p. 46.) Berzelius, dans ses

dernières recherches , a trouvé du chlorhydrate d'ammoniaque dans les excrétions cutanées. On a même remarqué que les sueurs visqueuses et critiques qui succèdent à un accès de goutte laissent parfois sur la peau des urates et des phosphates affectant la forme d'une poudre légère et brillante. (L'Héritier, p. 610.) D'ailleurs, la solidarité entre la peau et les reins est un fait d'observation vulgaire, et, s'ils peuvent se suppléer ainsi dans leurs fonctions, ne faut-il pas en conclure qu'il y a une certaine analogie dans le résultat de leurs opérations, par conséquent dans l'élimination de l'acide urique ou de ses éléments?

Mais on peut répondre aussi que c'est surtout au commencement de l'hiver que les dyspepsies, les aigreurs, flatuosités et autres dérangements de l'estomac se manifestent ; que même, en toute autre saison, ce sont des effets assez ordinaires des refroidissements, et qu'en admettant, ce que je suis loin de nier, que le ralentissement des fonctions cutanées diminue l'épuration du sang, cela ne prouve pas qu'il ne se soit introduit dans ce liquide plus d'éléments à éliminer que ne le comporte l'état normal. La diminution de la sécrétion de la peau n'est donc, à mon avis, qu'un auxiliaire, mais un auxiliaire puissant, j'en conviens, et dont il faut tenir grand compte dans le traitement préventif de la goutte et de la gravelle.

Certainement le goutteux, le graveleux semblent surchargés d'acidités, et si leur sécrétions acides viennent à être diminuées ou suspendues, leur état ne peut que s'aggraver. Or, la peau est un des plus puissants, peut-

être le plus puissant émonctoire de ces acidités : Cruik-
shanks, de Milly et Jurine ont trouvé de l'acide carbonique dans l'exhalation cutanée ; Berthollet y soupçonna de
l'acide phosphorique ; Thénard y rencontra de l'eau, de
l'acide acétique, du chlorure de sodium, un peu de phosphate de soude, et des traces de phosphate, probablement
acide de chaux, quelque peu de phosphate de fer et
une matière animale qu'il soupçonne être de la gélatine ;
Berzelius pense que ce qui a été pris par Thénard pour
de l'acide acétique était de l'acide lactique. L'odeur
du beurre rance exhalée par certaines parties, quand
elles sont en sueur, pourrait y faire supposer la présence de quelques-uns des acides fournis par cette
substance.

L'influence signalée par Philip Wilson de l'usage
des acides végétaux sur la production de la gravelle,
l'avait déjà été par Selle, et Gaubius comme cause de
la goutte, puisque le premier avait accusé les vins aci-
dulés et le second l'abus du vinaigre. Cette influence
doit être admise qu'ils traversent non pas en nature
le système circulatoire ; mais, d'une part, l'abus qu'on
en fait peut irriter l'estomac et même exagérer les sécrétions acides dont il est le siége en santé ; d'autre
part, ces divers acides, ingérés ou sécrétés, s'unissent
aux bases libres qu'ils rencontrent, et, qu'ils passent
dans le sang, sans se décomposer et à l'état de sel, pour
arriver aux organes excréteurs, ou que, chemin faisant,
ils soient détruits pour donner lieu à de l'acide carbonique, et ne sortent qu'à l'état de carbonates ; en tout

cas, ils entraînent avec eux une certaine quantité d'alcalis qui, sans leur intervention, seraient restés dans
le sang.

Philip Wilson accuse également le régime végétal;
mais les expériences de Lehman, de Leipsick, accomplies sur lui-même, démontrent que ce régime, de même
qu'une alimentation qui serait entièrement privée
d'azote, diminue la quantité d'acide urique ou d'urée,
tandis qu'une diète animale l'augmente (Bird, d'après
Simon's Beiträge, etc.; Berlin, 1843), expériences qui
concordent avec celles de Magendie sur des chiens et
avec celles de M. Boussingault sur des canards.

Je suis loin de nier cependant que l'abus du régime
végétal ne puisse également produire un excès d'acide
urique ; mais je pense que c'est en dérangeant les
organes digestifs , en déterminant notamment ces
acidités intestinales, que notre auteur regarde comme
une autre cause. J'ai observé que, chez les malades
affectés de dyspepsie acide, le régime végétal, celui
des féculents surtout, réussit généralement assez mal
et augmente les aigreurs ; faut-il, comme on l'a fait, en
accuser le beurre et l'acide butyrique auquel il peut
donner naissance? Je ne le pense pas ; car plusieurs
légumes herbacés également accommodés au beurre,
ne produisent pas ce même effet.

Quant à la théorie de Magendie, nous avons vu que
certains faits viennent à l'appui, mais que d'autres s'y
prêtent difficilement. Qu'en conclure sinon que pour
arriver à des conséquences, il n'a pas embrassé le sujet
dans toute son étendue? Si le régime animal produit

plus d'acide urique que le végétal, celui-ci en produit aussi, à moins toutefois que le sujet de l'expérience ou de l'observation n'ait été réduit à un tel état d'exténuation qu'il ne perd plus d'acide urique, parce qu'il n'a plus rien à perdre. Or, les chiens de Magendie n'avaient, pendant trois ou quatre semaines et jusqu'à la mort, que du sucre, ou de la gomme, ou de l'huile pour aliment et de l'eau distillée pour boisson. Peut-on véritablement tirer des conclusions pratiques de pareils faits? M. Bence Jones, en s'éloignant moins des habitudes de la vie, a trouvé que la quantité d'acide urique qui était, avant le repas, de 0 gramme 49 pour 1000 parties d'urine, s'est élevée à 1 gramme 022 immédiatement après une nourriture animale, et à 1 gramme 110 après une nourriture végétale. (G. Bird : *trad. cit.* p. 109.) Ainsi, c'était celle-ci qui en avait donné le plus, non pas sans doute parce qu'elle en contenait davantage les éléments, mais parce que, très-probablement, la digestion en avait été moins complète.

On comprend dès lors que, dans certaines conditions, les deux régimes puissent produire de l'acide urique en excès, surtout s'ils ne sont pas suffisamment tempérés l'un par l'autre. L'homme est fait pour un régime mixte : ses goûts et la disposition anatomique de ses organes masticateurs et digestifs le prouvent. Si donc on le soumet à une alimentation exclusive, les organes souffrent et la fonction se fait mal. Il en sera de même, à plus forte raison, si l'on pèche sous le rapport de la quantité et de la qualité.

Magendie lui-même convient qu'il est des personnes

qui, « par leur régime alimentaire et leur genre de vie, sembleraient ne devoir jamais être atteintes de la gravelle, et qui pourtant en souffrent. » Il cite même, d'après Scudamore, les pauvres d'un district du comté de Sussex, chez lesquels la gravelle est fréquente, bien qu'ils soient maigres et qu'ils se nourrissent presque exclusivement d'aliments végétaux et de bière dure, tandis que la maladie épargne les autres habitants (1). Il reconnaît que certaines personnes rendent des graviers chaque fois qu'elles font un exercice violent et inaccoutumé ; qu'il n'est pas rare de voir s'en produire chez d'autres sobres et d'ailleurs bien portantes, « si elles ont une digestion laborieuse, accompagnée d'éructations, de rapports amers ou acides, de pyrosis, etc. Je connais, ajoute-t-il, une dame qui rend environ 2 gros de graviers rouges avec son urine le lendemain du jour où il lui est arrivé de manger de la salade. Béclard m'a rapporté l'histoire d'un individu qui expulse un ou deux petits calculs par l'urèthre chaque fois qu'il fait usage de fruits crus. » Et cependant, jusqu'où va sa préoccupation ! il termine en disant : « Je ne considère pas comme cause de la gravelle la dyspepsie qui l'ac-

---

(1) J'ai soigné il y a quelques années, d'un rétrécissement de l'urèthre, un malade jeune encore et des plus sobres, dont les articulations sont horriblement déformées par des dépôts goutteux. Il m'a affirmé que, dans le village qu'il habite sur les côtes de Bretagne, tous les ouvriers sont sujets à ces dépôts, tandis que, dans la classe aisée, on n'en compte qu'un, encore est-ce un viveur dans toutes les acceptions du mot. Je n'ai pu, d'après les renseignements qu'il m'a donnés, me faire une idée de la cause ; mais très-probablement qu'il serait facile de la trouver, sur les lieux, dans quelque vice de régime. Ainsi l'alimentation exclusivement végétale et surtout la bière dure dont il vient d'être parlé étaient-elles bien favorables à la digestion ?

compagne fréquemment, ainsi que plusieurs maladies chroniques; car tout porte à croire que la dyspepsie et la gravelle qui existent simultanément sur le même sujet sont deux effets des mêmes causes. » (*Dict.*, etc., p. 255-6). Il semble qu'il fasse effort pour fermer les yeux à la vérité : deux maladies peuvent être l'effet d'une même cause; mais l'une ne succède pas invariablement à l'autre comme dans les cas cités par Magendie lui-même. Je ne veux pas dire toutefois que l'estomac ne puisse souffrir, comme les autres organes, de la diathèse dont il est la source.

La théorie de Liebig soutient encore moins l'examen. D'une part, il n'est pas exact de dire que l'acide urique ne provient que de la décomposition de nos tissus, puisque des expériences de Magendie, de Lehman et de B. Jones, citées plus haut, prouvent l'influence évidente de l'alimentation sur sa quantité. Si, d'autre part, son excès dans l'organisme ne tenait qu'à une insuffisance de l'oxygène, c'est surtout de désordres vers les organes respiratoires qu'il devrait être précédé, et cette coïncidence est assez rare pour que nul médecin n'ait été tenté de les prendre pour base d'une théorie; tandis qu'il en est bien peu qui, d'une manière ou d'une autre, n'aient fait jouer un grand rôle à la digestion. Et puis, au boa signalé par Liebig, Bird n'a-t-il pas opposé les oiseaux maritimes dont l'urine ressemble beaucoup à celle des serpents par sa composition, sans qu'on puisse en accuser chez eux la lenteur de la respiration et l'insuffisance d'oxygène?

Cependant, il paraît certain que les éléments provenant de la décomposition de nos tissus qui, dans les conditions physiologiques, sont en très-grande partie rejetés au dehors sous forme d'urée, n'arrivent pas tous à ce degré d'oxygénation quand cette décomposition est trop rapide, et que beaucoup restent à l'état d'acide urique, substance beaucoup moins soluble. C'est ce qui fait que notre urine en est presque toujours surchargée à la suite d'un violent exercice, d'une course forcée, etc., surtout si l'on n'a pas soin de maintenir le jeu normal des organes respiratoires, et si les fonctions de la peau sont brusquement arrêtées. Mais cet état, presque toujours passager, ne donne lieu qu'à des accidents transitoires, comme de l'oppression, de la gêne de la circulation, ou même à des inflammations aiguës des organes respiratoires, etc., et non pas à une maladie constitutionnelle comme la diathèse urique.

Malgré ces objections à la doctrine de Liebig, il n'en est pas moins vrai que la possibilité de modifier l'acide urique par l'oxygène fournit des indications précieuses pour le traitement.

Quant à la doctrine électro-chimique que M. Turck a présentée d'une manière fort ingénieuse, il est facile de voir, pour peu qu'on examine les faits sur lesquels il l'appuie, ou bien qu'ils sont trop peu nombreux, ou bien qu'il les a vus à travers le prisme de son imagination. Sans parler du mucus des intestins grêles qu'il affirme être acide et qui est alcalin de l'avis de tous les physiologistes, du lait qu'il dit également acide tandis qu'il ne le devient que quelque temps après sa sortie des organes qui le produisent, la diminution des sécrétions acides et l'augmentation des sécrétions alcalines sont loin d'être aussi tranchées qu'il le prétend.

Il est certain que tout ce qui gêne la perspiration cutanée favorise le développement de la diathèse urique ; cependant on ne peut nier qu'il y a des goutteux qui transpirent beaucoup et que chez d'autres, la sécheresse de la peau est plutôt effet que cause de la diathèse ; c'est ce que nous verrons dans la deuxième partie. Nous verrons également que s'il est positif que chez beaucoup de goutteux la manifestation des accès a été précédée d'une diminution de l'acidité de l'urine, il ne l'est pas moins que souvent cette diminution a été précédée d'une acidité trop grande, quelquefois même de sable ou de graviers uriques, et que ce sont cette excessive acidité, ce sable, ces graviers qui, en modifiant la vitalité des reins, ont diminué ou détruit leur faculté épuratoire. De même pour les acidités d'estomac : loin d'être sécrétées en moindre abondance, elles sont souvent considérablement augmentées, à ce point que des auteurs, nous l'avons vu, ont accusé cet excès d'être la source de la goutte ou de la gravelle.

D'un autre côté, l'augmentation des sécrétions alcalines est-elle mieux démontrée ? Souvent en effet la salive est plus abondante ; mais cela se remarque surtout dans le pyrosis, les aigreurs d'estomac, comme si la nature s'efforçait tout simplement de neutraliser les acidités excessives de cet organe en y faisant couler une plus grande quantité de liquide alcalin. Malheureusement il n'est pas rare que cette propriété se soit alors considérablement amoindrie, et qu'il ne résulte de cet effort médicateur qu'une surcharge, une réplétion qui se terminent par des régurgitations ou des vomissements. Dans beaucoup d'autres circonstances, la salive est au contraire peu abondante et la bouche d'une sécheresse remarquable. On en pourrait dire autant de la bile : dans la plupart des cas, elle est rare, épaisse, d'où une constipation habituelle et la sécheresse des matières fécales. Nous verrons dans la deuxième partie que les flux bilieux, auxquels certains goutteux sont en effet assez sujets, ne sont qu'un phénomène consécutif et le résultat d'une complication. Quant au pancréas, nos connaissances relativement à ses fonctions sont encore trop imparfaites pour qu'on puisse s'en faire un argument dans un sens ou dans l'autre. Enfin, pour ce qui concerne la sécrétion spermatique, il est bien vrai que l'abus des organes génitaux peut devenir cause de goutte ou d'autres affections analogues ; mais ne serait-ce pas par l'affaiblissement qui en résulte pour l'estomac comme pour les autres organes ? Quand, avec un excès d'acide urique ou d'urate, une hypersécrétion spermatique se produit indépendamment de la volonté, il n'est presque jamais besoin d'invoquer une influence électrique : nous verrons dans la deuxième partie qu'elle est l'effet de causes plus facilement appréciables.

Est-ce à dire que les modifications de nutrition et de sécrétions qui se produisent dans la diathèse urique ne s'accompagnent d'aucune perturbation électrique ou nerveuse ? Je ne le pense pas ; je dis seulement que les faits sur lesquels on s'appuie n'ont pas été suffisamment observés et pesés.

Pour moi, la diathèse urique dépend d'une élaboration insuffisante des aliments, de digestions dont les produits ne sont pas assez complétement transformés pour entrer dans la composition de nos tissus, et qui, n'arrivant pas même à l'état d'urée dont la solubilité faciliterait l'élimination (1), restent à un degré inférieur d'oxydation, à celui d'acide urique. Cet acide porte le trouble dans les différentes parties de l'organisme, tantôt en s'emparant de la soude du sang auquel il est mêlé et dont la fluidité se trouve ainsi diminuée, tantôt en se transformant en urate d'ammoniaque, sel beaucoup plus soluble que l'acide urique et même que l'urate de soude; mais qui me paraît d'une nature plus fâcheuse encore si j'en juge par l'appauvrissement du liquide nutritif dont il ne tarde pas à être accompagné.

Comment, en effet, des digestions pénibles, accompagnées d'aigreurs d'estomac, de pituites, de développement de gaz, d'éructations, de borborygmes, de flatuosités, quelquefois de vomissements, de constipation opiniâtre ou de diarrhée, donneraient-elles lieu à un chyme bien élaboré? Comment ce chyme ne deviendrait-il pas nuisible pour les organes qu'il parcourt et pour ceux qui ont, avec ces derniers, des rapports de connexion et de sympathies fonctionnelles, tels que le foie, la rate et le pancréas? Comment de tout ceci résul-

---

(1) A. Becquerel revient à plusieurs reprises sur la diminution habituelle de l'urée dans les urines qui contiennent de l'acide urique en excès. (*Séméiotique des urines,* p. 199 et *passim.*)

terait-il un chyle normal, capable de se convertir lui-
même en un sang parfaitement pur?

Or, il est extrêmement rare qu'on n'observe pas
tout ou partie des troubles précédents chez les goutteux et les graveleux. Seulement, je dois prévenir qu'il
faut souvent apporter, dans leur interrogatoire, beaucoup d'attention et quelquefois même d'insistance. Il
est peu de fonctions, en effet, sur lesquelles, soit par
insouciance, soit par passion, on se fasse aussi fréquemment illusion. Il n'est pas rare d'ailleurs que les désordres digestifs soient passés et même oubliés quand on
est appelé à en soigner les effets et qu'il faille recourir
aux proches du malade ou à son médecin pour les lui
rappeler. Chez deux écrivains que j'ai lithotritiés il y a
peu de temps, il devint évident, à force d'interroga-
tions et de renseignements, que l'origine de leur pierre
remontait à l'époque où chacun d'eux s'occupait nuit et
jour d'un ouvrage de longue haleine, époque où des
troubles digestifs avaient même été suivis de l'expulsion
de graviers.

Quelles sont les causes ordinaires de ces troubles?

Le plus souvent ce sont les aliments ou les boissons
qui pèchent par la quantité ou par la qualité.

Des gens affectés de goutte ou de gravelle, les uns
mangent habituellement beaucoup trop, de manière à
former dans l'estomac une masse volumineuse que les
sécrétions gastrique, hépatique, pancréatique, etc.,
pénètrent difficilement, incomplétement, que les contractions péristaltiques des intestins ne meuvent et ne
délayent qu'avec peine; d'autres mangent beaucoup

trop souvent, ne donnent à leurs organes digestifs aucun temps de repos; de sorte que les excitations, se succédant sans interruption, finissent par dégénérer en irritation habituelle et maladive; d'autres mangent beaucoup trop vite et ne mâchent pas assez leurs aliments; de sorte que ceux-ci, mal broyés, résistent physiquement aux dissolvants gastriques, et, peu insalivés, sont mal disposés à subir leur action chimique; chez un certain nombre, ce sont les dents qui font défaut; d'autres usent fréquemment de mets trop réfractaires au travail digestif, ce qui produit les mêmes effets que les repas trop copieux ou trop rapprochés, et, ce qui les produit peut-être encore plus vite, c'est l'usage habituel de condiments trop excitants.

Quant aux boissons, les uns en prennent trop et délayent ainsi le fluide gastrique au point d'annihiler ses propriétés; d'autres les prennent trop irritantes : vins purs et abondants, liqueurs alcooliques, absinthe, etc. J'ai remarqué que les vins blancs, les vins rouges acides, la bière et le cidre disposent aux aigreurs d'estomac d'une manière toute particulière, et je ne doute pas qu'ils contribuent à la fréquence de la goutte et de la gravelle dans les pays où l'on en fait largement usage, malgré l'abondance d'urine qui en résulte. Je soupçonne aussi fortement le café qui, dit-on, précipite la digestion, mais qui, je crois bien, précipite plutôt les aliments par les contractions intestinales qu'il provoque et ne leur donne pas le temps de subir une élaboration suffisante. D'un autre côté, l'eau et les boissons aqueuses, chaudes surtout, sont pour beaucoup d'estomacs, dans nos régions tempérées, une cause de débilité fâcheuse.

Chez d'autres malades, ce ne sont pas les substances ingérées qu'il faut accuser. Leur régime est des mieux réglés sous tous les rapports ; mais, par suite de circonstances diverses, leurs organes digestifs sont dans un tel état qu'ils élaborent mal la petite quantité d'aliments choisis qu'on leur confie. Les personnes atteintes de gastro-entérite, d'hépatite chronique, etc., voient très-souvent de l'acide urique et plus souvent encore des urates en abondance dans leur urine. Or, un premier résultat de l'inflammation des muqueuses ou des glandes, c'est une modification de la qualité et de la quantité de leurs sécrétions. Celles d'un estomac, d'un foie ou d'un pancréas enflammés ne sont donc plus physiologiques et ne peuvent donner lieu à des digestions normales.

Un second résultat non moins évident, c'est qu'un estomac enflammé se révoltera au contact des aliments, et que, s'ils ne sont pas expulsés par des vomissements, ils seront poussés dans les parties inférieures du tube digestif trop rapidement pour avoir auparavant subi une transformation convenable, lors même que d'autres causes ne s'y opposeraient pas. Il est clair également que si ce sont les intestins grêles qui sont malades, quelque bonne que soit la composition du chyme qui leur arrive, là s'arrêtera la métamorphose, et la chylification sera imparfaite.

D'un autre côté, s'il est incontestable que les organes digestifs peuvent pécher par excès, ne doit-on pas admettre aussi qu'ils puissent pécher par défaut ou simplement par perversion de leurs facultés ? Une diminution de sécrétion ou de contractilité n'est-elle pas cause, en partie du moins, de cette constipation opiniâtre qu'on remarque chez tant de gens affectés de diathèse urique ? C'est à des désordres intestinaux que beaucoup de goutteux ou de calculeux succombent. Or, celui qui en signale habituellement le début, c'est un ballonnement considérable du ventre, une sorte d'inertie qui fait que les substances introduites dans l'estomac y tombent comme par un tube inorganique, et y séjourneraient indéfiniment si d'autres substances ingérées ne poussaient les premières. On voit quelquefois alors cette accumulation, jointe à des gaz produits par la fermentation de ces substances non digérées, donner au ventre un développement tel que les organes respiratoires en sont considérablement gênés. J'ai vu et publié des cas de mort survenus presque subitement dans des conditions de ce genre (*Mém. sur la tympanite considérée comme cause de mort prompte;* L'EXAMIN. MÉDICAL, 1841). Serait-ce enfin trop risquer que d'attribuer un grand rôle à l'inertie du tube digestif pour expliquer la fréquence de la goutte, de la gravelle et de la pierre, chez les personnes trop sédentaires ou qui sont condamnées à l'inaction par une maladie des membres inférieurs?

Une circonstance qui fait méconnaître beaucoup de cas de diathèse urique dus à une maladie ou à une faiblesse des organes digestifs, c'est que la débilité générale qui les accompagne ordinairement imprime aux phénomènes morbides une physionomie particulière.

Souvent, par exemple, ce ne sont plus ces accès de goutte francs et réguliers qui se manifestent par le gonflement extrêmement douloureux des petites articulations des pieds et des mains, et s'accompagnent d'une réaction fébrile intense ; mais c'est une douleur sourde, quelquefois sensible seulement dans les mouvements articulaires, affectant presque aussi souvent les grandes articulations que les petites, n'ayant pas, comme les accès de goutte bien caractérisée, des périodes d'augment, d'état et de déclin, durant presque indéfiniment tant qu'un changement de régime ou de saison ne vient pas la faire disparaître sans phénomène critique apparent, ni du côté de la peau, ni du côté des urines, et ne s'accompagnant pas de réaction générale. Beauceup de médecins qualifient ces douleurs de *rhumatismales ;* d'autres, voyant que ce n'est cependant pas le rhumatisme franc, les appellent *goutte rhumatismale* ou *rhumatisme goutteux.* On éviterait bien souvent l'ignorance que couvre cet accouplement de mots si l'on portait davantage son attention sur l'appareil digestif.

Quelquefois, le régime alimentaire est assez bien ordonné ; les organes digestifs sont sains ; mais des circonstances particulières s'opposent aux bons effets qui devraient résulter de cette harmonie. Les uns, aussitôt après le repas, se mettent à fumer, privent par cela même leur estomac de la salive qui lui est si nécessaire, et y ingèrent de l'huile empyreumatique et de la nicotine dont on devrait si bien le dispenser (1) ; d'autres,

---

(1) Le tabac pourrait bien encore agir, comme je l'ai dit du café, en précipitant trop vite le cours des aliments : ce sont des lavements de tabac que

au lieu de favoriser par une douce promenade à l'air libre la respiration et la circulation, qui ont avec la digestion une solidarité si étroite, s'étendent dans un fauteuil auprès du feu ou même d'un poêle, et dorment, respirant ainsi, avec la torpeur du sommeil, un air raréfié et vicié ; d'autres, au contraire, se livrent, soit à une équitation rapide, soit à d'autres exercices violents qui produisent le ballottement des aliments dans l'estomac et le détournement de l'influx nerveux vers d'autres points ; d'autres se mettent immédiatement à un bureau, travail qui, par l'immobilité et l'inclinaison du corps en avant, gêne les mouvements intestinaux, diminue le nombre et l'étendue de ceux de la respiration et concentre vers le cerveau le sang et les forces. Les abus vénériens, surtout après le repas, exercent l'influence la plus funeste, et cependant combien de fois n'est-ce pas après un repas trop copieux qu'on s'y livre avec le plus d'excès ! Les chagrins opiniâtres, les insomnies, les contentions habituelles d'esprit, surtout la nuit, ont également un effet pernicieux.

Eh bien, si chacune des causes que nous venons de passer en revue peut affecter la digestion d'une manière si fâcheuse, qu'est-ce donc quand plusieurs, quand beaucoup se trouvent réunies ? qu'est-ce, enfin, quand à ces causes il vient s'en joindre de secondaires ? Ainsi,

nous administrons quand nous avons besoin de provoquer de fortes contractions des intestins:

Au moment où je mets sous presse, un malade me raconte qu'il va très-difficilement à la selle quand il ne fume pas après son repas ; mais qu'alors il rend des matières mal digérées.

nous avons vu la funeste influence de l'hiver : Eh bien, quand se livre-t-on le plus aux plaisirs de la table ? en hiver ; quand passe-t-on le plus de soirées, de nuits même dans les théâtres, les salons, ou bien autour de tables de jeu ? en hiver ; quand le séjour des grandes villes, la fréquentation des bals convient-ils le plus au rapprochement des sexes ? en hiver. Bref, l'homme, infiniment moins bien guidé par sa raison que les animaux par l'instinct, fait plus que jamais, en hiver, ce qu'il devrait éviter alors plus qu'en toute autre saison.

On a véritablement lieu d'être étonné que les désordres gastriques ne soient pas encore plus communs et plus graves quand on songe à ce que l'estomac doit faire et à ce qu'on lui fait faire ; quand on compare ce que serait le régime de l'homme à l'état de nature à celui que suivent habituellement, je ne dis pas certains hommes vicieux, mais beaucoup d'hommes réputés modérés de la civilisation. Trop généralement on croit être sobre quand on n'abuse pas des boissons spiritueuses ; et tel qui rougirait d'en faire le moindre excès ne se fait aucun scrupule de manger bien au delà du nécessaire. On a presque élevé la gourmandise à la hauteur d'une qualité, et le moyen de la provoquer à l'égal d'une science ; mais c'est une aberration profonde, et je ne sache pas qu'aucun de ceux qui s'y sont laissés aller ait atteint l'âge de cent quatre ans, comme Cornaro, homme délicat et valétudinaire, qui se fit l'adepte et l'apôtre d'une sobriété extrême.

Ne nous étonnons donc pas que la goutte et la gravelle soient le privilége de l'homme civilisé, et surtout du riche, à ce point que la première a reçu l e nom de *morbus dominorum !*

Il est un fait qui pourrait paraître en contradiction avec ce que je viens de dire, c'est que la pierre est plus fréquente chez les enfants pauvres que chez les riches; mais c'est bien ici le cas de dire que l'exception confirme la règle.

D'abord, l'enfant d'une mère qui ne doit le pain qu'elle mange qu'à son travail quotidien, reste bien plus longtemps couché que celui qui est soigné par un nombreux personnel. Or, sans parler de la chaleur du lit et du maillot qui rend les urines plus rares et plus concentrées, croit-on que cette immobilité prolongée favorise les digestions? Et puis, quelle nourriture a cette mère exténuée par le travail, et quel lait donne-t-elle souvent? On le sait, d'ailleurs, tous les estomacs ne s'accordent pas de tous les laits; aussi n'est-il pas rare de voir des enfants qui, à peine ont-ils quitté le sein, vomissent. Que cela dépende de l'estomac de l'enfant ou du lait (1); quand cette sorte de répulsion a été constatée chez un enfant de la classe aisée, on change de nourrice jusqu'à ce qu'on ait rencontré la convenance qu'on cherche. Que cela se présente au contraire chez un enfant pauvre, force est de continuer et d'augmenter l'irritation des organes digestifs par la per-

(1) Nous avons déjà eu occasion de dire que le lait est alcalin au sortir de ses vaisseaux ; il est probable que cette alcalinité peut diminuer ou disparaître dans certains états de santé de la nourrice. Cela seul aurait une grande influence sur sa digestibilité. Dans des cas de ce genre, j'ai réussi en conseillant du bi-carbonate de soude à la mère.

sistance de la même cause ; ou si l'on cesse, c'est pour remplacer le lait de la mère par d'autres aliments, des bouillies, des soupes, beaucoup trop indigestes pour de si faibles organes. Les effets fâcheux d'une mauvaise alimentation se font surtout sentir à l'époque de la dentition, où se produisent si fréquemment des dérangements des organes digestifs. J'ai fait voir, dans mon mémoire déjà cité *sur les causes de l'uréthrite chronique,* que ordinairement alors l'urine est très-chargée d'acide urique ou d'urates. Il est vrai que les calculs des enfants sont très-souvent formés d'oxalate de chaux. Mais il est reconnu aujourd'hui que non-seulement il y a une grande analogie de composition entre l'acide urique et l'acide oxalique, mais, de plus, que celui-ci a pour cause la plus habituelle des troubles, peut-être encore plus profonds, des voies digestives. L'abus de l'oseille, qu'on a accusé, ne pourrait en être, en tout cas, qu'une cause assez rare, surtout dans le jeune âge.

Un dernier fait me resterait à expliquer : comment ces troubles digestifs amènent la production d'un excès d'acide urique.

Il serait téméraire de rien affirmer dans l'état actuel de la science ; cependant je crois que les suppositions suivantes ne sont pas trop hasardées.

Nous avons vu que très-souvent les irritations intestinales amènent une production surabondante d'acidités, surtout quand les fonctions de la peau ne se font pas convenablement. Il est impossible, dès lors, que ces acidités, se trouvant en contact avec des sécrétions alcalines telles que la salive, la bile, etc., ne s'emparent pas d'une partie au moins de la base qui leur donne leur propriété distinctive.

Il est établi d'autre part que, dans beaucoup de cas, la salive, d'alcaline qu'elle est à l'état normal, devient neutre et même acide. M. Donné avait signalé ce changement comme lié à une phlegmasie de l'estomac *(Hist. physiol. et path. de la salive, 1836)*; mais d'autres observateurs l'ont rencontré dans des circonstances « où il n'existait que des troubles sympathiques plus ou moins prononcés des fonctions de cet organe. » *(Dict. de méd.*, t. XXVIII, p. 63; 1844.)

Il est très-probable qu'on en pourrait dire autant de la bile s'il était aussi facile de la soumettre à l'expérimentation. Ce qu'il y a de certain, c'est que son alcalinité peut diminuer considérablement, d'où résulte alors une viscosité insolite. L'apparition, dans quelques cas, de gouttelettes de graisse, de granulations ou de masses grenues formées par la matière colorante (Kôlliker : *Élém. d'histologie*, trad. fr., p. 481), la condensation de la cholestérine sous forme de calculs, que nous verrons très-fréquents dans la diathèse urique, annoncent à coup sûr une diminution de l'alcalinité normale.

Peut-être pourrait-on faire encore la même supposition au sujet de la sécrétion pancréatique. On sait qu'elle a beaucoup d'analogie avec la salive.

Enfin, il serait également possible qu'il en fût de même des fonctions des dernières portions du canal intestinal, et que ce fût pour cette raison que M. Turck, qui avait surtout porté son attention sur des goutteux, regardait comme acide ce produit que tous les physiologistes affirment être alcalin. Un fait certain, c'est que la diarrhée, qu'on voit quelquefois survenir dans la diathèse urique avancée, s'accompagne fréquemment de pseudo-membranes dont la formation doit tenir à un défaut d'alcalinité des humeurs.

En définitive, que, pendant le travail de la digestion, les acides affluent en trop grande abondance dans le tube intestinal, ou que les alcalis n'y arrivent pas en proportion convenable, il est évident que les produits du travail digestif ne parviendront dans le sang qu'insuffisamment alcalinisés, par cela même incomplétement transformés, et trop peu fluides pour que l'acte respiratoire puisse s'exercer sur eux dans toute sa plénitude.

Je ne disconviens pas qu'il y a des malades chez lesquels la filiation de la diathèse dont nous nous occupons est difficile à saisir; mais ils sont très-rares, et je suis convaincu qu'ils le seraient davantage encore si l'on pouvait pénétrer assez profondément dans leurs habitudes et suppléer à ce qui leur manque d'esprit d'observation. Combien de fois, à cette première question : *Digérez-vous bien?* me fut-il répondu : — *Ah! Monsieur, je digérerais du fer!* Et puis, quand j'entrais dans les détails, quand je demandais si, après les repas, on éprouvait de l'assoupissement, des éructations, des aigreurs, du ballonnement de ventre, etc., etc., on commençait à s'apercevoir qu'on avait été dans une complète erreur à cet égard.

Enfin, je ne nie pas les dispositions héréditaires qui, très-certainement, nous expliqueraient aussi un certain nombre d'exceptions si l'on pouvait être suffisamment édifié sur les mystères des familles. Car, de même que, sans avoir une maladie du cerveau, nous naissons avec des capacités intellectuelles très-diverses, de même nous apportons en naissant des aptitudes digestives fort iné-gales. Que cela dépende de la quantité ou de la qua-lité des secrétions destinées à opérer la métamorphose des aliments, ou que cela provienne de l'état des soli-des, de la contractilité, par exemple, plus ou moins grande des parois intestinales, il est parfois difficile de le décider. En tout cas, nous héritons non de la goutte, mais plutôt de dispositions à l'avoir : une preuve, c'est que souvent les enfants de mêmes parents l'ont ou ne l'ont pas, suivant leur genre de vie. Loubet en cite un exemple remarquable : « Un père goutteux engen-dra deux fils jumeaux qui devinrent comme lui grands et bien faits. Ces deux frères se ressemblaient, mais non d'inclination, et ils menèrent une vie fort diffé-rente. L'un vécut avec son père; il contracta ses goûts, il fut bientôt attaqué de la goutte. L'autre, obligé de vivre sobrement et de faire de l'exercice, en fut pré-servé toute sa vie. » (*Lettres sur la maladie de la goutte*, p. 132 ; 1761.)

Un autre fait, qui me paraît incontestable, c'est que les personnes lymphatiques, à fibre molle, sont les plus sujettes à la diathèse urique, et que beaucoup qui n'é-chappent, étant jeunes, qu'avec peine à la scrofule ou à la phthisie, sont, dans un âge plus avancé, victimes de la goutte, de la gravelle ou d'autres maladies de même origine. On a signalé, dans ces derniers temps, une sorte d'antagonisme entre ce qu'on appelle l'arthritis, c'est-à-dire la diathèse urique et la phthisie pulmonaire. Peut-être cet antagonisme est-il plus apparent que réel, et donnerait-on une idée plus juste des faits en disant que si les accidents qui l'ont fait supposer se rencontrent rarement ensemble, c'est qu'ils appartiennent à deux phases ou à deux degrés différents du même état constitutionnel. Baumes avait déjà reconnu une parenté entre la scrofule, le rachitis et la goutte (*Traité du vice scrof.*, p. 116). « Le rachitisme et la goutte, dit Portal, ont des rapports qu'on ne peut méconnaître. » (*Considérations sur quelques maladies héréditaires*, p. 30).

On doit seulement remarquer que quand la diathèse urique attaque les gens robustes, elle se présente le plus souvent sous forme de goutte régulière, tandis que les autres formes sont plutôt le partage des personnes délicates ou affaiblies par la continuité de leurs souffrances. Whytt, auteur d'un ouvrage *sur la Pierre* et d'un autre *sur les Maladies nerveuses* dont nous reconnaîtrons plus tard les rapports assez fréquents avec la diathèse urique, avait déjà fait une remarque analogue.

Comme mon but n'est pas de faire un tableau complet de cette diathèse, je ne m'étendrai pas sur l'influence des âges, des sexes, des saisons, des climats. Cependant je vais en dire quelques mots pour démontrer combien les considérations dans lesquelles je pourrais entrer corroboreraient les opinions que je viens d'émettre.

C'est incontestablement la dernière moitié de la vie, celle où toutes nos fonctions perdent de leur énergie, et où, néanmoins, par une fâcheuse aberration, on abuse le plus des organes digestifs, que la goutte apparaît habituellement. Mais, d'accord avec Hippocrate qui a dit : *Puer podagrâ non tentatur antè venereorum usum* (Aph. 30, sect. VI), on a soutenu que les enfants n'ont jamais cette maladie. Je conviens qu'il est assez rare en effet d'observer chez eux l'ensemble de symptômes qu'on désigne sous le nom de goutte ; mais il n'en est pas de même de la diathèse urique, et je suis convaincu que si leurs articulations sont si rarement prises, cela tient non-seulement à l'activité plus grande de leurs organes digestifs et respiratoires, mais encore à celle de leurs organes épuratoires, tels que la peau et les reins. Nous avons déjà vu qu'ils ont assez fréquemment la pierre. Beaucoup d'affections cutanées, si communes chez eux, ne reconnaissent pas d'autres causes qu'un vice des digestions, et si l'on examinait leur urine avec plus de soin, notamment pendant les dérangements digestifs dont beaucoup sont atteints aux diverses époques de la dentition, on y trouverait très-souvent un excès d'acide urique ou d'urates. J'ai déjà publié dans mon *Mémoire sur les causes de l'uréthrite chronique* des remarques du Dr Christ. Fleming qui ne laissent pas de doute à cet égard. « L'irritabilité de la vessie, dit-il, est beaucoup plus fréquente chez les jeunes enfants qu'on ne pourrait le croire au premier abord. Le petit malade porte constamment les mains aux organes affectés ; il paraît souffrir durant la miction. Cet acte est fréquent, urgent, et l'enfant paraît soulagé quand il est accompli. Lorsque l'urine tombe sur le parquet ou le linge, elle devient rapidement trouble et blanchâtre; chez quelques-uns même il en est ainsi au moment de l'émission. Si l'enfant se met sur le vase pour un besoin, il a de la tendance à y rester plus qu'il n'est nécessaire. Il perd ses forces et son embonpoint, son appétit est précaire, il a un grand désir de boire. La quantité d'urine qu'il rend est très-variable, quelquefois insuffisante. Sa qualité varie également : elle est pâle parfois et d'autres fois foncée en couleur; tantôt elle est claire; souvent elle forme un sédiment abondant. Si maintenant on recherche avec soin, ajoute notre auteur, on trouvera que plusieurs de ces enfants sont nés de parents *goutteux* et très-sujets à la *dyspepsie*; que ce sont des enfants dont le régime et les habitudes de vie sont irréguliers, appartenant aux plus humbles positions sociales, mal vêtus, malpropres (v. p. 46).... Nous avons ici les diathèses lithique, oxalique, phosphatique, et chacune a une influence spéciale. Enfin, à peu d'exceptions près, et la présence du sucre dans l'urine des enfants en est une digne de remarque, il n'est pas de dérangement d'urine observable chez l'adulte que je n'aie rencontré chez les enfants dans ses formes les plus exagérées, aussi bien pour la disproportion entre les éléments nouveaux que pour l'introduction de substances anormales..... Les dépôts d'acide urique, d'urate d'ammoniaque et d'oxalate de chaux sont les plus fréquents. » *(The Dublin quat. journ. of. med. science,* feb. 1853.*)*

Il est donc évident que, quoique les enfants présentent rarement ce qu'on appelle communément la goutte, ils n'en sont pas moins très-souvent atteints de diathèse urique. D'ailleurs, Morgagni a cité, d'après Brasavola, deux jeunes gens d'une naissance illustre qui furent attaqués de la goutte à l'âge de quinze ans, et lui-même a vu deux petits garçons qui, après avoir à peine passé l'âge de l'enfance, furent pris de douleurs vives dans les articulations ; mais je savais, ajoute-t-il, que leur père, leur aïeul, leur bisaïeul avaient été sujets à la goutte. *(Epist. anat.-med. LVII*, art. 4.) Alp. Leroy a remarqué que « la plupart des enfants des goutteux sont sujets, *à leur dentition*, aux engorgements des articulations. » *Man. des goutteux et rhumatisants*, p. 19.) Moi aussi, j'ai vu, chez des enfants de goutteux, des os des pieds et des mains se tuméfier dans des conditions semblables, et il n'y a que quelques années que j'ai observé un gonflement des os du tarse chez un enfant de six à sept ans, dont le père, la mère et les ascendants des deux côtés étaient goutteux au plus haut degré. Malgré l'avis contraire d'une notabilité chirurgicale qui prétendit qu'on n'avait jamais vu la goutte chez les enfants, j'engageai les parents à mener celui-ci aux eaux de Contrexéville, et elles lui firent grand bien.

Relativement à l'influence des sexes, on a également répété avec Hippocrate : *Mulier podagrâ non laborat nisi cùm menstrua defecerint.* (Ap. 29, sect. VI). Cette assertion a, plus encore que celle qui concerne les enfants, le tort d'être trop absolue. Que pendant la période de la vie où les femmes sont menstruées elles soient plus rarement affectées de goutte que les hommes, c'est certain; mais qu'elles n'en soient jamais affligées, cela n'est pas. Cullen prétend même qu'elles n'en sont atteintes qu'avant la cessation de leurs évacuations périodiques, et que, chez celles qu'il a vues attaquées de la goutte, les règles étaient plus abondantes qu'à l'ordinaire. (*Inst. de méd. prat.*, traduites par Pinel, t. I, p. 227.) L'auteur anglais me paraît être tombé dans une autre exagération. J'ai, il est vrai, moins souvent occasion d'observer des femmes que des hommes; néanmoins, je ne crois pas me tromper en disant que celles qui présentent des symptômes, je ne dis pas seulement de goutte, mais de diathèse urique, sont en général peu réglées, soit primitivement, soit consécutivement. Ne pourrait-on pas se demander si, dans les cas auxquels il fait allusion, l'abondance des règles n'avait pas amené la goutte en affaiblissant les forces digestives? A mon avis, la femme doit d'être plus rarement que l'homme affectée de diathèse urique à l'épuration menstruelle peut-être, mais surtout à sa sobriété habituelle. Quand elle en est atteinte, c'est le plus souvent à ses habitudes sédentaires qu'il faut s'en prendre. Nous verrons d'ailleurs plus loin qu'il se pourrait bien qu'elle en fût moins indemne qu'on ne suppose, et que la maladie n'échappât souvent aux observateurs que parce qu'elle revêt chez elle d'autres formes que chez l'homme.

Ce que j'ai précédemment exposé relativement aux fâcheux effets de la mauvaise saison me dispense d'y revenir. Je rappellerai seulement que c'est quand l'humidité s'associe au froid pour entraver les fonctions de la peau, c'est-à-dire à la fin de l'automne et aux approches du printemps, que la diathèse urique se manifeste le plus. L'absence et surtout la cessation prématurée des vêtements chauds en favorisent l'explosion.

Ce qui vient d'être dit des saisons pourrait s'appliquer aux climats : les plus propices au développement de la diathèse urique sont, non pas les plus froids, mais ceux où le froid s'associe à l'humidité, où par cela même les fonctions de la peau se font moins bien et où l'on est instinctivement plus porté à surcharger et à surexciter les organes digestifs, en même temps qu'on l'est moins à sortir et à prendre de l'exercice en plein air, surtout après le repas du soir.

La diathèse urique peut-elle être endémique, épidémique, contagieuse? On l'a dit de la goutte, considérée comme maladie distincte. Pour moi, je pense que si on a vu, et j'en ai cité des exemples, la diathèse en question se généraliser dans certains pays, dans certaines saisons et dans certaines maisons, même en dehors de l'hérédité, cela tient tout simplement à ce que les individus affectés se trouvaient dans des conditions hygiéniques communes.